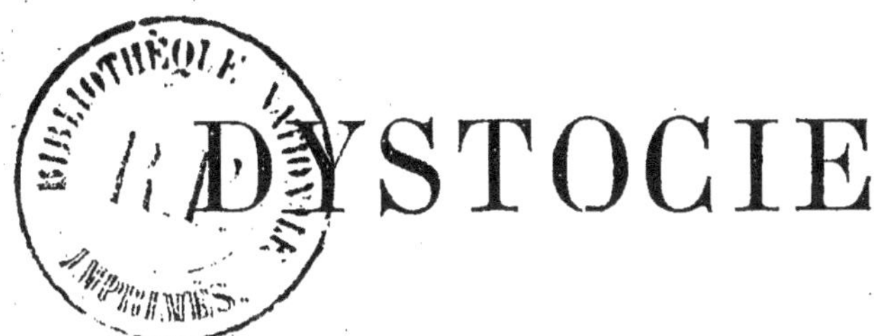

DYSTOCIE

TERMINÉE PAR LE NOUVEAU FORCEPS DE M. CHASSAGNY

PAR

LE Dr CHASSAGNY

Ex-Président de la Société nationale de médecine de Lyon,
Lauréat de l'Institut (prix de médecine et de chirurgie, fondation Monthyon),
Membre de plusieurs Sociétés savantes.

Extrait du Lyon Médical

LYON
ASSOCIATION TYPOGRAPHIQUE
F. PLAN, RUE DE LA BARRE, 12.

1885

DYSTOCIE

TERMINÉE PAR LE NOUVEAU FORCEPS DE M. CHASSAGNY

Une observation de dystocie, terminée par une application de forceps, ne peut présenter aucun intérêt et ne saurait même avoir de raison d'être, si elle ne contribue pas à la solution du grand problème obstétrical qui s'impose aujourd'hui à tous les accoucheurs, si elle n'a pas pour but de dissiper des illusions, de rectifier des erreurs, de démontrer l'exactitude de certaines assertions aussi consciencieusement émises et défendues par leur auteur qu'énergiquement niées par quelques-uns de ses adversaires, si elle ne démontre pas péremptoirement l'influence que le mode de construction du forceps exerce sur son fonctionnement, si enfin elle ne doit pas avoir pour résultat d'extirper de la science ce monstrueux paradoxe, passé presque à l'état d'axiome, affirmant que tous les forceps sont bons et qu'ils ne valent que par l'habileté de celui qui les emploie.

C'est pour répondre à ces *desiderata* que je publie l'observation qui va suivre, et que je m'efforce d'en démontrer la valeur en l'accompagnant de commentaires destinés à prouver que les résultats obtenus ne pouvaient l'être qu'avec la variété de forceps qui a été employée, qu'on les aurait vainement demandés au forceps classique universellement accepté.

Dystocie par excès de volume et d'ossification de la tête ; application du nouveau forceps ; efforts considérables de traction ; réduction des diamètres transversaux ; allongement du diamètre longitudinal ; mort de l'enfant ; absence complète de lésions de la tête ; rétablissement rapide de la mère.

Le 23 juillet 1885, à 8 heures du matin, je suis appelé par le Dr Reboul auprès de Mme X..., sa cliente. Cette dame, âgée de vingt-six ans, est forte, vigoureuse, son bassin paraît régulièrement conformé, elle est arrivée au terme de sa première grossesse, qui s'est passée régulièrement et sans aucune complication.

Les douleurs ont commencé le 22 au matin, elles ont été excessivement agaçantes et ont déterminé chez la malade un état d'éréthisme d'autant plus pénible qu'elles produisaient moins d'effet et que le col offrait plus de résistance. Après vingt-quatre heures de souffrances excessives, la dilatation n'avait atteint que les dimensions d'une pièce de deux francs, le col ne s'était que très peu aminci et conservait toujours une très grande rigidité. M. Reboul fait prendre à la malade un grand bain et la quitte pour venir réclamer mon concours.

Son absence avait duré environ une heure ; à notre arrivée, nous pûmes constater les heureux effets produits par le bain ; la dilatation s'était complétée, le col était mou et complètement effacé, la poche des eaux était absolument plate, et, sans doute, c'avait été là une des causes principales de la rigidité du col. Pendant notre examen, les membranes se rompent, il ne s'écoule qu'une très petite quantité de liquide amniotique.

La tête est au tiers supérieur de l'excavation où elle est parfaitement libre en première position, le détroit supérieur ne doit apporter aucun obstacle à l'accouchement ; je propose à M. Reboul de temporiser et d'attendre le réveil des

contractions; mais notre honorable confrère me fait obser-
ver avec beaucoup de raison que le système nerveux de sa
malade a été trop surexcité pendant la première période
du travail, pour qu'il ne redoute pas pour elle les souffrances et les lenteurs de la période d'expulsion, pour laquelle
la rigidité des parties molles fait prévoir d'assez notables
difficultés. Il me demande si je ne verrais pas comme lui de
sérieux avantages à une délivrance immédiate ; je me range
sans peine à cette opinion, d'autant plus que, manquant
complètement de données pour l'appréciation des dimensions de la tête, une application de forceps me semblait ne
devoir présenter aucune difficulté.

Après une demi-heure d'expectation, aucune douleur expulsive ne se produit ; nous procédons à l'application du forceps, elle est faite sans difficulté ; la tête est solidement
saisie, on ne constate aucune tendance au glissement, mais
des tractions très énergiques successivement pratiquées par
M. Reboul et par moi n'amènent aucun résultat ; nous par-
venons à abaisser un peu la tête, il nous est tout à fait
impossible de l'engager dans le détroit inférieur. Nous nous
décidons à faire de la traction mécanique.

Nous avons le regret de ne pas avoir prévu ces difficultés
et de ne pas avoir, avant l'introduction, fixé les cordons de
traction aux crochets ménagés au niveau du centre de figure ;
néanmoins, pour éviter à la malade les ennuis d'une réap-
plication, nous nous décidons à attacher le forceps à sa
partie moyenne et à exercer des tractions sur une forte
ficelle fixée à ce point. Ces tractions durent être portées à un
degré de puissance que nous n'aurions jamais pu prévoir ;
notre premier cordon d'attache se rompit et nous n'avions
encore amené aucun engagement. Nous le remplaçâmes et,
grâce à l'augmentation et surtout à la permanence de l'effort
qui dut atteindre au moins 60 kilogrammes, la tête finit
par s'engager, et après vingt minutes de tractions que la
malade *non endormie* supporta presque sans se plaindre,
la tête se dégageait à la vulve ; le périnée était parfaitement
intact, le cordon saigna, le cœur continua de battre pendant

quelques minutes, mais l'enfant ne put être ramené à la vie. La malade fut délivrée facilement par expression et les suites de couches ont été exemptes de toute complication.

Examen de la tête. — Aussitôt que la tête a franchi la vulve, on constate l'adaptation parfaite du forceps et surtout l'étendue de la surface de cette adaptation ; après l'avoir dégagée de l'instrument, on constate encore sa forme allongée, elle est presque complètement cylindrique, les bosses pariétales sont effacées, le diamètre bi-pariétal est, à vue d'œil, à peu près égal au diamètre bi-temporal. Elle a été saisie un peu diagonalement, la branche droite (par rapport à la mère) embrasse la bosse frontale droite, la branche gauche est appliquée sur la bosse occipitale du côté opposé. Les deux bords de la fenêtre de la branche droite sont appliqués sur le front dans une étendue de sept à huit centimètres, chacun d'eux y a marqué une empreinte qui cesse brusquement au niveau du rebord supérieur de l'arcade orbitaire. On sent que cette légère empreinte a été produite par une pression perpendiculaire, on ne remarque aucune trace d'érosion qui permettrait d'évoquer l'idée d'un glissement. Si on voulait, pour compléter la cuiller, continuer le dessin imprimé sur le front, son extrémité arriverait un peu plus bas que le rebord inférieur de l'orbite ; en d'autres termes, l'extrémité de la cuiller dépasse d'environ trois centimètres le rebord supérieur de l'orbite. Mais, je le répète, cette trace n'existe pas, il faut la reconstituer par la pensée. On chercherait vainement une empreinte laissée par la branche gauche.

A trois heures de l'après-midi, c'est-à-dire quatre heures après l'accouchement, nous procédons à la mensuration de la tête. Sous l'influence de l'élasticité, elle s'est un peu reformée, les bosses pariétales se sont en partie reconstituées, la longueur est un peu moins considérable, et cependant, malgré ces changements, le diamètre bi-pariétal mesurait encore 0,98, le diamètre bi-temporal 0,9 et l'occipito-mentonnier 0,145. L'ossification est considérablement avancée, les os sont beaucoup plus épais et plus denses que dans les conditions normales, les sutures et les fontanelles sont complètement effacées ; sous la percussion, la tête résonne comme un morceau de bois.

Réflexions. — Au moment où a eu lieu l'application de forceps, il n'y avait eu aucune douleur expulsive, la tête, parfaitement mobile dans le bassin, n'avait pu subir aucune déformation ; il est donc évident que toutes les modifications dans sa forme et dans ses dimensions ont dû être déterminées par le forceps. En étudiant par quel mécanisme elles ont été produites, nous serons naturellement conduit à rechercher si des résultats analogues auraient pu être obtenus par l'emploi du forceps classique, du forceps croisé.

Au moment de la mensuration de la tête, le diamètre bipariétal mesurait 0,98, le diamètre bi-temporal mesurait 0,9 ; or, comme la différence entre ces deux diamètres est ordinairement d'au moins un centimètre et demi, nous devrions ajouter au moins 7 millimètres au diamètre bi-pariétal pour avoir, au bas mot, ses proportions réelles avant la réduction ; nous avions donc un diamètre d'au moins 10 centimètres 1/2, ce qui constitue une tête dépassant de beaucoup les dimensions moyennes ; d'un autre côté, nous n'exagérerons certainement rien en disant qu'entre le moment de l'extraction et celui où a eu lieu notre mensuration, l'élasticité a pu faire récupérer à ce diamètre au moins trois millimètres, et que, par conséquent, au moment où il traversait la filière, il devait être réduit à 9 centimètres 1/2. C'est donc une réduction d'un centimètre qui a dû être produite par le forceps. Mais cette réduction n'a pu s'obtenir que par le redressement des arcs osseux de la tête et, par conséquent, avec un certain allongement des diamètres longitudinaux. Or la géométrie nous apprend que la longueur d'un arc de cercle se mesure par l'addition de la longueur de sa corde et de celle de sa flèche ; si donc, en redressant cet arc, nous diminuons sa flèche d'un centimètre, c'est d'un centimètre aussi que la corde aura dû s'allonger. Et, en effet, le diamètre occi-

pito-mentonnier mesure 14 centimètres 1/2, probablement
15 centimètres au moment de l'extraction. Dans les têtes or-
dinaires, cette mesure est de 13 centimètres 1/2, admettons
qu'elle ait été de 14, c'est bien un allongement d'un centimètre que nous avons produit pour compenser la réduction
équivalente du diamètre bi-pariétal.

Voyons comment ont été obtenues ces modifications ; mais,
avant tout, rappelons la différence radicale qui existe entre
le nouveau forceps et le forceps croisé, et signalons les principales conséquences qui en découlent.

Dans le forceps croisé, les cuillers, après s'être rapprochées
pour constituer la partie inférieure de l'ellipse, continuent
cette direction de manière que la branche gauche passe à
droite et *vice versa* ; c'est à ce point d'intersection qu'a lieu
l'articulation. Dans le nouveau forceps, au contraire, après
s'être rapprochées pour former la partie inférieure de l'ellipse,
les branches changent de direction, elles s'écartent l'une de
l'autre pour aller se réunir, par une double articulation, aux
extrémités d'une traverse de 15 centimètres de longueur.

Il résulte de ces différentes dispositions qu'au point de
leur articulation, les branches du forceps croisé sont,
l'une par rapport à l'autre, dans des rapports invariables ;
elles tournent l'une sur l'autre, mais sans se séparer, et en
décrivant des arcs de cercle qui vont en grandissant de plus
en plus, à mesure qu'ils se produisent plus loin de l'articulation.

Si on place une tête dans ce vide produit par la diver-
gence des cuillers, on aura au-dessous de cette tête un
triangle isocèle dont les deux côtés égaux seront formés par
les deux branches des cuillers, dont le sommet correspondra
à l'articulation et dont la base sera constituée par la tête
elle-même ; il est facile de comprendre qu'avec de semblables
dispositions, on ne pourra rapprocher les branches sans que
leur pression oblique chasse la tête en avant, jusqu'au point
où elle sera retenue par l'extrémité des cuillers, et surtout

sans qu'elle puisse jamais s'allonger dans ce vide angulaire si peu en rapport avec sa configuration.

Dans le nouveau forceps, au contraire, si on écarte les branches en faisant jouer leur double articulation à l'extrémité manuelle, on voit se produire un notable écartement au point correspondant à celui où les branches du forceps croisé sont entre elles dans des rapports immuables, c'est-à-dire que le triangle du forceps croisé est supprimé, et, au-dessous du point où l'ellipse cesse d'être en contact avec la tête, les cuillers continuent de descendre parallèlement en constituant un parallélogramme, dans lequel la tête trouve toutes les facilités possibles pour compenser par son allongement la réduction que doit amener la pression exercée sur les diamètres transverses par le forceps ou par le bassin.

Après avoir ajouté que cette modification dans le mode de l'articulation m'a permis de diminuer notablement le diamètre transversal de l'ellipse, d'atténuer considérablement la courbure de l'extrémité des cuillers et de donner à ces dernières une grande flexibilité, nous serons en mesure d'apprécier en parfaite connaissance de cause ce qui s'est passé dans l'accouchement de Mme X... et ce qui se serait passé avec l'emploi du forceps croisé.

Les cuillers, après leur introduction, sont absolument parallèles aux diamètres longitudinaux de la tête ; de plus, les forces qui vont opérer ce rapprochement sont plus que perpendiculaires au diamètre transversal embrassé, elles sont obliques de haut en bas au lieu d'être obliques de bas en haut, non seulement elles ne créent aucune tendance au glissement, mais elles tendront plutôt à attirer la tête dans l'ellipse qu'à l'en repousser.

Ce rapprochement amène bientôt la branche droite au contact du rebord supérieur de l'orbite ; ce contact a lieu à environ 3 centimètres de l'extrémité de la cuiller. Quant à la branche gauche, dont nous n'avons pas constaté de trace en arrière, elle s'était sans doute appliquée sur une surface encore plus étendue, elle avait trouvé une plus grande épaisseur de tissus interposés entre elle et les os de la région, tandis que la branche droite n'avait trouvé en avant que la peau interposée entre elle et le frontal, ce qui explique très bien et très simplement la fréquente unilatéralité des blessures faites par le forceps, unilatéralité qui se produit inévitablement lorsque les branches s'appliquent sur des régions non similaires, car toutes les fois que chacune des cuillers saisira des régions homologues, toutes les fois qu'elles seront serrées à droite et à gauche d'une façon identique par des points semblables du bassin, les traces laissées sur chacune des joues seront parfaitement identiques à droite et à gauche.

Lorsque les extrémités des cuillers ont ainsi rencontré un obstacle qui s'oppose à leur rapprochement, la pression va avoir pour résultat de mettre en jeu leur flexibilité, de les mouler sur la tête et de les y appliquer exactement en faisant disparaître tous les vides qui augmenteraient d'une façon désastreuse les dimensions du diamètre embrassé. L'anneau coulant immobilise alors le forceps dans cet état de flexion des branches et de parfaite adaptation à la tête, et alors, si on continue d'augmenter la pression, on exagère de plus en plus le redressement des courbures de l'ellipse, redressement qui amène en même temps celui des arcs osseux de la tête, à condition, bien entendu, qu'il n'y ait pas d'obstacle à cet allongement.

Ce n'est pas là un jeu de l'esprit, une théorie fantaisiste, car ce qui se produisait dans l'intérieur des organes maternels se traduisait au dehors et sous nos yeux par les phénomènes les plus indéniables. Lorsque les tractions ont commencé à engager la tête, nous avons vu l'anneau coulant devenir inutile, il glissait librement sur les branches sans exercer sur elles aucune pression, nous fournissant ainsi cette première démonstration que l'obstacle était bien constitué par le diamètre embrassé par le forceps, et que c'était bien le bassin qui en commençait et qui devait en compléter la réduction. A mesure que l'accouchement progresse, en examinant les branches au dehors de la vulve, au point où l'articulation du forceps croisé les fixe dans des rapports invariables, au point où nous les avons montrées s'écartant pour embrasser la tête, nous les voyons maintenant se rapprocher et arriver non seulement à se toucher, mais même à se chevaucher, nous donnant ainsi, à l'avance, la mesure du rapprochement de la partie moyenne des cuillers et de la réduction du diamètre qu'elles embrassent.

Comme conséquence de cette réduction, le toucher nous fait reconnaître que le sommet de la tête prend la forme d'un cône allongé recouvert par les plis longitudinaux du cuir chevelu, alors que tous les auteurs sont d'accord pour constater que, pendant une application du forceps croisé, le sommet est converti en une tumeur dure, rénitente, formée par la distension violente des sutures, des fontanelles et du cuir chevelu.

En se substituant à notre anneau coulant, le bassin exerce une action beaucoup plus puissante et plus efficace que ne saurait le faire l'agent mécanique. En effet, cette action ne s'exerce pas au-dessous et loin de la tête, mais bien à une distance très rapprochée du point culminant du diamètre dont il doit opérer la réduction. Insistons surtout sur ce point capital que les branches du forceps ont subi une transformation radicale. Chacune d'elles représente un double levier avec deux points d'appui, l'un à l'extrémité manuelle au point d'articulation, l'autre au point de contact de l'extrémité des cuillers, la puissance représentée par le bassin s'exerçant, je le répète, à peu près au niveau du diamètre qui constitue l'obstacle.

Telle est l'explication théorique de l'action d'un forceps qui nous a permis, dans des conditions aussi difficiles, d'opérer l'extraction de la tête en réduisant d'un centimètre le diamètre bi-pariétal et en allongeant d'autant le diamètre occipito-mentonnier.

Peut-être nous dira-t-on : Votre enfant a succombé. Certainement cette mort est très regrettable ; mais s'il avait survécu, on pourrait certainement se croire très fondé à penser que nous avons exagéré les difficultés, peut-être même nous reprocherait-on d'être intervenu sans nécessité dans un cas où la nature aurait certainement pu se suffire à elle-même. La mort de l'enfant prouve, mieux que tous les raisonnements, mieux que toutes les allégations, l'énormité des obstacles que nous avons eu à surmonter. En effet, cet enfant n'avait pas souffert de la longueur du travail, il n'y avait encore point eu de douleurs expulsives, sa mort ne saurait être imputée au forceps, car lorsque cet instrument tue un enfant, il ne le fait pas sans laisser des traces de ses violences : on constate des plaies, des contusions, des ecchymoses, des dépressions osseuses, des fractures, en un mot, toutes les lésions qui peuvent être produites par des pressions angulaires, violentes et ne portant que sur de très petites surfaces ; or, nous n'avons trouvé que les traces légères de la pression exercée sur de très grandes surfaces par les cuillers, traces excessivement légères et, je le répète, qui disparaissaient complètement au niveau de leurs extrémités ; nous sommes donc absolument fondés à dire que nous avons, dans toutes les limites du possible, ménagé à cet enfant toutes les chances de survie, et que, s'il a succombé, sa mort ne peut être imputée qu'au volume exagéré de sa tête, et surtout à l'excessive rigidité résultant d'une ossification trop avancée.

En effet, malgré les dimensions trop considérables des diamètres transversaux, le passage se serait effectué sans de trop sérieuses difficultés, si la tête avait présenté moins de résistance, si, à mesure qu'on obtenait la réduction du diamètre embrassé par le forceps, un peu de souplesse avait permis au diamètre opposé de s'agrandir pour profiter en avant du vide existant sous l'arcade pubienne, et en arrière de l'extensibilité du périnée. D'un autre côté, malgré cette densité, l'accouchement n'eût pas été moins facile si le diamètre bi-pariétal n'avait eu que 9 centimètres 1/2, c'est-à-dire les dimensions auxquelles il a dû être réduit par le forceps. Dans ces deux hypothèses, la compression subie par le cerveau eût été moins violente et surtout moins prolongée.

Il est possible même que la suppression d'une de ces causes eût rendu l'intervention de l'art tout à fait inutile.

En ce qui concerne la mère, notre intervention a été parfaitement opportune, elle lui a été excessivement profitable en lui évitant les douleurs violentes et prolongées qu'elle aurait dû subir avant de constater son impuissance ; elle a été surtout complètement inoffensive, car, malgré son état d'excitation nerveuse, elle l'a très bien supportée. Son bassin exerçait, il est vrai, une pression considérable, mais il l'exerçait avec tant de douceur, avec une puissance si lentement progressive, qu'elle était absolument incapable de nuire, et la meilleure preuve que nous puissions en donner, c'est l'absence de toute lésion, de toute complication. ultérieure et, par dessus tout, la rapidité de sa convalescence.

Voyons maintenant ce qui se serait passé avec le forceps croisé : introduites à la même hauteur, les branches, au lieu d'être parallèles, divergeraient très fortement ; les extrémités seraient à une très grande distance de la tête ; pour qu'elles arrivent au contact, le forceps devrait être repoussé en arrière, et alors, au lieu de dépasser l'arcade sourcilière, l'une d'elles s'appliquerait sur le front, comme on le voit dans un cliché de M. Poullet représentant la prise d'un forceps Pajot, appliqué sur une tête beaucoup moins volumineuse, puisqu'il s'agissait d'un accouchement prématuré, artificiel ; et cependant ce dessin montre l'extrémité de la cuiller et *seulement son extrémité* fortement imprimée sur le front, à un centimètre environ au dessus de l'arcade orbitaire, point où elle a produit une *profonde dépression* (1).

En admettant que le forceps conserve avec la tête les rapports qui viennent d'être constitués par le rapprochement des cuillers, il est évident que le diamètre dont le bassin doit opérer la réduction serait augmenté de l'excédent d'épaisseur des cuillers et du vide qu'amènerait entre elles et la tête leur courbure beaucoup plus prononcée.

(1) Poullet, *Archives de tocologie*, p. 590.

Mais ce n'est pas tout : en dehors de ce glissement par pression, on verrait se produire, au moment de la traction, un certain glissement longitudinal. Or, que se produit-il pendant ce glissement? Notre judicieux confrère, M. Poullet, va se charger de répondre à la question. « Les cuillers, dit-il, « s'écartent insensiblement et, outre qu'elles lâchent l'ovoïde « saisi, il advient qu'au moment même où le diamètre le « plus saillant de cet ovoïde glisse entre les extrémités des « cuillers celles-ci sont, à leur partie moyenne, écartées de « 3 à 4 centimètres, outre la longueur du diamètre cépha- « lique (9 centimètres environ), l'écartement de la partie « moyenne des cuillers peut donc dépasser 13 centimètres, « d'où possibilité d'une rupture des symphyses du bassin, ou « éclatement des parties molles maternelles » (1).

Certainement, ce glissement n'eut pas été aussi considé- rable, le bassin s'y serait opposé ; mais quelque minime qu'on le suppose, il eût suffi pour produire un certain écar- tement au point le plus saillant de l'ovoïde et arriver à ce ré- sultat que le forceps n'aurait plus touché la tête que par les extrémités, et alors nous aurions eu à engager dans la filière un diamètre augmenté, et que l'impossibilité de redresser la voûte courte et rigide de l'ellipse aurait rendu absolument irréductible ; en d'autres termes, tandis que la flexibilité du nouveau forceps lui permet de se mouler à la tête, le forceps croisé, au contraire, constitue un moule rigide auquel la tête est forcée de s'adapter. Il est facile de comprendre qu'avec ce dernier, les tractions auraient dû arriver à une puissance telle que la prudence la plus élémentaire nous aurait imposé le devoir de les cesser pour recourir à la crâniotomie et à la cé- phalotripsie, après avoir imposé à la mère des souffrances et des dangers beaucoup plus considérables et tout à fait inu- tiles.

Cette conviction est entièrement partagée par notre hono- rable confrère le Dr Reboul, qui m'autorise à dire qu'il a

(1) Poullet, *loco citato*.

trouvé dans l'accouchement de Mme X... l'évidente démonstration de la justesse des idées théoriques que je venais de développer devant lui, et l'analogie la plus complète avec l'expérience dont je l'avais rendu témoin, expérience dans laquelle, faisant passer dans une filière rétrécie une tête artificielle disposée de manière à se réduire et à s'allonger comme une véritable tête fœtale, on constate qu'il faut, pour lui faire franchir le rétrécissement, développer une force de 35 kilogrammes lorsqu'elle est saisie par le nouveau forceps, tandis que cette force doit être doublée lorsqu'elle est saisie par le forceps du professeur Pajot, que j'ai employé comme terme de comparaison ; forceps pendant l'application duquel la compression exagérée du cerveau est démontrée par l'expulsion hors de la tête de 15 à 18 centimètres cubes d'eau de plus que pendant l'application du nouveau forceps.

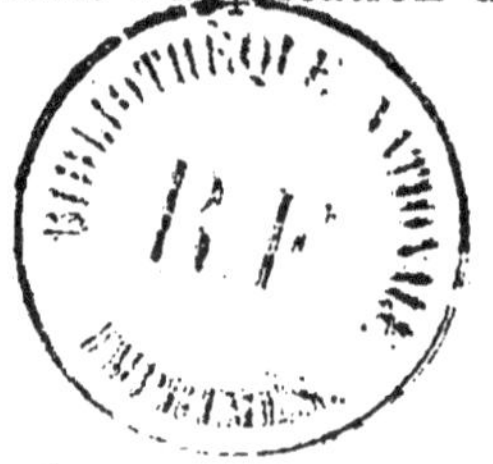